Peter Assies

Auf einen Schlag ist alles anders

Peter Assies

Auf einen Schlag ist alles anders

Mein neues Leben nach einem Schlaganfall

Autobiographie

edition litera

Bibliografische Information Der Deutschen Bibliothek
Die Deutsche Bibliothek verzeichnet diese Publikation in der Deutschen Nationalbibliografie; detaillierte bibliografische Daten sind im Internet über http://dnb.ddb.de abrufbar

Orber Str. 30, D-60386 Frankfurt/Main

Schriftart: Times 13°
Herstellung: Satz*Atelier* Cavlar / NL
Printed in Germany
ISBN 978-3-8301-1099-6

Für meine Frau

Danke für die Liebe, den Mut und die Kraft, die Du mir geschenkt hast! Ohne Dich und Deine Zuversicht hätte ich es nicht soweit gebracht.

Peter

Vorwort

Dieses Buch beschreibt eine, nein, meine Geschichte einer Krankheit, die fast alltäglich in unserer Familie und im Nachbar- oder Freundeskreis passiert, und die wir kaum noch wahrnehmen; es sei denn, sie berührt uns unmittelbar: Schlaganfall!

Mir ging es jedenfalls so. Es betrifft immer die anderen und ich lebe mein Leben weiter, volle Pulle Arbeit und in 27 Arbeitsjahren nie ernsthaft krank gewesen.

Meine Frau und viele Freunde rieten mir: »Du mußt das mal aufschreiben, wie das gelaufen ist, das ist eine ›tolle‹ Geschichte.«

Nun, fast ein Jahr nach diesem einschlagenden Ereignis bin ich soweit! Es ist nämlich nicht unbedingt schön, sich an alles noch mal zu erinnern. Oft bin ich den Tränen nah, denn nach dem Schlaganfall bin ich sehr sensibel geworden. Aber es ist noch mehr mit mir passiert, mehr als die nüchterne Diagnose »Kleinhirninfarkt beidseits« erahnen läßt.

Eigentlich beginnt alles ganz harmlos. Es ist der zweite Weihnachtstag 2005, abends gegen halb elf. Ich hatte schon geschlafen. Plötzlich werde ich wach und mir ist total übel. Eine Zeitlang quäle ich mich noch damit, aber dann entschließe ich mich, doch aufzustehen, um noch rechtzeitig ins Bad zu kommen, denn ich habe das Gefühl, mich übergeben zu müssen. Ich hocke vor der Toilette und überlege, was ich wohl Falsches gegessen oder/und getrunken habe, daß mir *so* übel davon geworden ist. Mir fällt absolut nichts ein.

Die letzten Tage waren doch sehr schön, ruhig und entspannt gewesen. Heiligabend hatte ich wie jedes der letzten 27 Jahre gearbeitet, mit den Männern war ich wie jedes Jahr in Heede (Wallfahrtsort der Marienerscheinungen) gewesen, um bei der Mutter Gottes Kerzen anzuzünden und um für unsere Anliegen zu beten. Dann wie üblich das Essen für zehn Personen vorbereitet, danach mit Gitarre Weihnachtslieder gespielt und gesungen, Bescherung, gegen 22 Uhr nach Hause, um zusammen mit meiner Frau Weihnachten zu feiern. Am 1. Weihnachtstag zu meiner Schwiegermutter, die wieder ein Festmahl gezaubert hatte, das den Namen wirklich verdient! Am 2. Weihnachtstag dann zum alljährlichen Familientreffen bei meiner Mutter. Schön, sich bei dieser Gelegenheit einmal wiederzusehen, zu reden und das Neueste, nicht nur Klatsch und Tratsch zu erfahren. Eigentlich war alles wie immer.

Jetzt hocke ich hier und muß mich übergeben. Meine Beine werden ganz schwach, und ich habe das Gefühl, daß mich etwas – nur was? – vernichten will!

In meiner Verzweiflung robbe ich auf den Flur und rufe nach meiner Frau. Mir ist so übel, daß ich gar nicht bemerke, daß ich meine Beine nicht mehr gebrauchen kann.

Meine Frau ist total bestürzt, als sie mich so daliegen sieht, und ruft den Krankenwagen. Dann geht alles sehr schnell. Sanitäter, Krankenwagen, Krankenhaus, Notaufnahme. Ich denke noch: Hast du wohl die Versichertenkarte dabei? – da wird schon ein Eingang am rechten Arm angelegt und die Kabel fürs EKG angeschlossen. Mir wird eine Brechschale gereicht. Mir ist immer noch so übel, ich zittere vor Kälte. Niemand kann sich mein Befinden so richtig erklären, aber das sollen die Untersuchungen in den nächsten Tagen zeigen, ich bleibe also. Mir ist es jetzt auch ganz recht, denn es geht mir nicht gut!

Am nächsten Morgen muß ich zum Wiegen ins Schwesternzimmer. Alles ist wieder normal. Ich laufe über den Flur, als wenn nichts gewesen wäre. Eine richtige Erklärung der Ereignisse dieser schrecklichen Nacht hat keiner, ich am wenigsten. Nach knapp einer Woche, zahlreichen Untersuchungen und Blutergebnissen werde ich einen Tag vor Silvester entlassen mit der Gewissheit, daß ich eine Magenschleimhautentzündung habe. Wird auch Zeit! Wer hält sich schon gern im Krankenhaus auf? Und außerdem will ich doch am Neujahrswechsel arbeiten.

Mit dem Taxi fahre ich nach Hause. Ich will meine Frau überraschen. Das ist mir auch gelungen. Es ist doch total schön, wieder zu Hause zu sein und mit der Frau zusammenzusitzen, Kaffee zu trinken und zu klönen. Alles ist schon geregelt, ich habe noch ein paar Tage frei. Meine Frau muß zwar arbeiten, aber ich darf mich noch erholen. Bin nicht böse drum und dankbar, daß die Leitung meiner Einrichtung und meine Kollegen das arrangiert haben. Habe seit ein paar Tagen schreckliche Kopfschmerzen, deshalb tut mir Ruhe sicher gut. Außerdem habe ich den Verdacht, daß meine Frau dem Frieden nicht traut. Ehrlich gesagt, ich auch nicht. Fühle mich noch nicht optimal. Niemand kann ahnen, daß in ein paar Stunden etwas Schreckliches passiert.

Jetzt habe ich doch zwei bis drei Wochen gebraucht, um hier weiterschreiben zu können. Die Erinnerung an die Ereignisse sind furchtbar, und ich habe große Angst, daß alles noch mal von vorne beginnt. Also: Ich bin zu Hause. Meine Frau fährt gegen 15 Uhr zur Arbeit. Ich lege mich ein bißchen aufs Sofa und schaue Fernsehen. Mir wird (mal wieder) ganz eigenartig, also setze ich mich aufrecht hin und greife die Wasserflasche vom Wohnzimmertisch mit der rechten Hand, links halte ich die Fernbedienung. Plötzlich wird der Fernseher sehr laut und ich versuche, ihn leiser zu stellen. Da dreht sich auch schon alles und ich sehe alles doppelt. Der Fernseher dreht sich im Kreis vor meinen Augen, und ich bekomme Todesangst.

Ich muß Hedwig anrufen, irgend was passiert mit mir und ich brauche vielleicht Hilfe. Gleichzeitig mit diesen Gedanken höre und spüre ich ein merkwürdiges Geräusch in meinem Kopf. Ein Geräusch, als wenn jemand eine Tür zumacht, die nicht in den Rahmen paßt. Da geht der rechte Arm schon weg und schlägt wild und unkontrolliert um sich. Das war's wohl mit dem Telefonieren, denke ich noch, da höre und spüre ich das gleiche Geräusch auf der anderen Seite in meinem Kopf. Gleichzeitig spüre ich ein Kribbeln in der rechten Seite, und von den Zehen her kriecht eine furchtbare Taubheit meinen Körper hinauf.

Ich komme hier gleich zu liegen, ich bin allein, also Glastisch zur Seite, Telefon auf den Teppich werfen, tausend Gedanken und alles wohl in Sekundenbruchteilen. Da wird's auch schon auf der linken Seite merkwürdig. Erst wieder dieses unheilbringende Kribbeln und das langsam hinaufkriechende Taubheitsgefühl. Mir ist nicht klar, was da abgeht! Ich weiß aber, Assies, jetzt wird's eng! Später erfahre ich dann die nüchterne Diagnose: Schlaganfall Kleinhirn beidseits.

Ich gleite vom Sofa und schlage der Länge nach ins Wohnzimmer. Mir ist immer noch nicht bewußt, daß das hier ein Schlaganfall ist. Ich bin in Panik und blankes Entsetzen macht sich in mir breit. Jetzt mußt du also sterben! Irgend etwas versucht mich, meinen Körper, mein Leben abzustellen. Tränen rollen über meine Wangen, aber ich weine doch gar nicht. Jetzt läuft mir auch noch die Lülle (Spucke) aus dem Mund. Meine Zunge reagiert nicht mehr, ich spüre meinen Mund nicht.

Das Telefon klingelt und reißt mich aus meinen Gedanken. Irgendwie bekomme ich es zu fassen, der grüne Hörer ist schön groß und leuchtet, und versuche mich zu melden, aber so sehr ich es versuche, es gelingt mir nur ein Lallen. Spucke tropft auf den Hörer. Mist, das war eine Chance! Später erfahre ich, daß mein Bruder mich angerufen hat und dachte, er habe sich verwählt und eine Kneipe mit Betrunkenen erwischt. Es war noch etwas zu erledigen, also nahm er sich vor, es später noch einmal zu probieren.

Jetzt wird's mir klar: Ich habe einen Schlaganfall! Ich denke: Versuch Hedwig bei der Arbeit anzurufen. Es gelingt mir, die Abteilung anzurufen. Aber meine Frau ist gerade außer Haus. Ein wichtiger Termin.

Nach ihrer Rückkehr wird sie über einen seltsamen Anruf informiert. Der Anrufer sei wohl betrunken gewesen und habe sich verwählt. Meiner Frau kommt das eigenartig vor und sie beschleicht ein unruhiges Gefühl. Sie beschließt, nach Hause zu fahren und nach dem Rechten zu sehen.

Zur gleichen Zeit liege ich im Wohnzimmer und sehe, daß es draußen dunkel wird. Der Tag neigt sich dem Ende zu – und ich kann nichts tun. Ich denke mir: Schrei doch! Es geht nicht, ich bin stumm geworden. Du wirst jetzt sterben, du bist allein, hilflos! Tränen rollen, es kitzelt, aber ich kann sie nicht wegwischen. Wenn du das hier überlebst, dann nur als schwerer Pflegefall, das ist mir jetzt klar. Mittlerweile sind nämlich beide Seiten absolut taub und mein Mund reagiert nicht auf meine Befehle.

Um mich herum wird es dunkel, meine Gedanken rasen. Keine Bewegung ist möglich und ich bin stumm. Kann nur in mein Innerstes schreien.

Plötzlich geht die Tür auf und das Licht wird eingeschaltet. Gott sei Dank, meine Frau steht in der Tür. Als ich sehe, daß sie total erschrocken auf mich schaut, will ich sie beruhigen. Aber ich kann nicht. Alles spielt sich in Sekundenbruchteilen ab, aber bei mir kommt es in Zeitlupe an.

Sie greift zum Telefon und ruft den Rettungswagen. Ich höre, wie sie sagt: »Ich glaube mein Mann hat einen Schlaganfall.« Dann beruhigt sie mich und geht zur Haustür, damit sie die Sanitäter in Empfang nehmen kann. Als nächstes kommt die Notärztin ins Zimmer, sieht mich und ruft den Sanitätern zu: »Apoplex!«

Die Ärztin kommt zu mir, spricht mich mit Namen an und stellt sich vor. Sie erklärt mir, was als nächstes mit mir geschieht und was sie macht, z.B. Zugang für eine Infusion legen.

Zwischendurch befragt sie meine Frau nach Vorerkrankungen, wie lange ich wohl schon so daliege usw.

Jetzt werde ich liegend aus dem Haus in den Rettungswagen gebracht, und ich denke noch: Wann komme ich wohl wieder nach Hause? Und gehe ich auf meinen Beinen wieder durch diese Tür?

Beim Krankenhaus springt der alarmierte Arzt in den Wagen und fährt mit zur Einfahrt für »Liegend-Kranke«. Ich fahre unters Krankenhaus, so denke ich noch bei mir, als der Arzt mich ansieht und sagt: »Den kenn ich, den habe ich heute morgen entlassen!«

Der Arzt ist also immer noch im Haus, mir fallen die aktuellen Diskussionen wegen der Gesundheitsreform ein, mit den oft beschriebenen Über- bzw. Bereitschaftsstunden der Krankenhausärzte.

Ich habe wahnsinnige Kopfschmerzen und mir schwinden die Kräfte, besonders die Sinne. Ich erinnere mich noch, daß alle mit mir am Bett im Dauerlauf über die Flure gehetzt sind. Warum haben die es nur so eilig?

Richtig klar im Kopf werde ich erst auf der Intensivstation. Ich kann mich nicht mehr bewegen. Mittlerweile hat man mich an einige Geräte angeschlossen, ein Zugang für die Infusion ist gelegt. Erst jetzt wird mir das Ausmaß dieses Zusammenbruchs ganz deutlich.

Jetzt wirst du bald sterben, denke ich bei mir. Ich habe wahnsinnige Kopfschmerzen, ansonsten spüre ich nichts mehr.

Meine Frau ist bei mir und verbreitet Optimismus. Dann kommt eine Ordensschwester und fragt: »Soll der Pastor zu Ihnen kommen?« Ich möchte gern, denn jetzt kann ich Gottes Hilfe gut brauchen. Da ich in der Kirchengemeinde sehr aktiv und auch praktizierender Katholik bin, möchte ich auf diese Stärkung nicht verzichten.

»Was machst du denn hier?« sagt der Pastor, als er mich erkennt. »Hoffentlich bist du hier bald verschwunden!« Er hat uns vor 15 Jahren getraut, außerdem haben wir schon gemeinsam an Wallfahrten und Katholikentagen teilgenommen. Wenn ich doch nur abhauen könnte! Er spendet mir das Sakrament der Krankensalbung und ist immer noch sichtlich schockiert, daß er es mit mir zu tun hat. Ich versuche zu sprechen, kann aber nur leise hauchen. Ich sage ihm, daß ich Angst vorm Schlafen habe. »Ich muß schlafen, und du auch«, sagt er ziemlich bestimmend. Er verabschiedet sich und verspricht, am nächsten Tag nach mir zu sehen.

Meine Frau ist wieder bei mir und ich versuche, noch ein paar Dinge zu regeln. Eigenartig, aber wir haben noch nie darüber gesprochen, wie und wo eine Beerdigung stattfinden soll, im Falle eines Falles. Ich mache ihr klar, daß ich zum St. Antonius, unserer Gemeinde, möchte.

Dann fragt die Schwester den Arzt: »Wieso bekommt er keine Lyse (Thrombolyse)?« Und er deutet auf meinen Hinterkopf und antwortet: »Er hat da was, was noch abgeklärt werden muß.« Daraufhin kommt die Schwester zu mir und sagt: »Einen Katheter wollen wir Ihnen jetzt nicht antun«, und legt mir eine Flasche fürs Pipimachen zwischen die Beine!

Gedanklich höre und sehe ich alles, was sich da jetzt abspielt, aber ich bin bereit zu sterben. Ich gebe diese Welt auf und gehe zum Vater, es zieht an mir eine unerklärliche Kraft. Plötzlich sind die Kopfschmerzen weg und meine Gedanken rasen …

Tausend Gedanken gleichzeitig, mir gehen viele Bilder durch den Kopf. Ich sehe meine Kollegen, meine Außenwohngruppe mit den Bewohnern! Im Rückblick fällt mir auf, daß ich zuerst wohl an alles gedacht habe, was mit meiner Arbeit zu tun hatte. Als zweites kam die Familie, Mutter, Geschwister usw. Aber deswegen habe ich kein schlechtes Gewissen, schließlich habe ich fast 30 Jahre dort verbracht – und wenn man mit Menschen arbeitet, sind einem diese Personen einfach »näher«.

Ich sehe klare Bilder vor mir, am stärksten unsere Reise in die USA vor Jahren! Dort haben wir Hedwigs Onkel und seine Familie besucht. Ich sehe uns mit dem Boot auf dem Mississippi fahren. Ich sehe alles so deutlich vor mir, ich kann fast die Luft riechen, spüre den Fahrtwind! Meine Augen können sich gar nicht satt sehen an der wunderbaren Natur.

Es läßt mich erschauern, wenn ich an dieses Gefühl zurückdenke. Ein Moment voller Glück, intensives Gefühl.

Später werde ich sagen: Da wäre ich gern zu Gott gegangen. Ich hatte ein gutes Gefühl, war schmerzfrei und hatte mich wohl auch mit dem Tod arrangiert. Ich war bereit, und da ich großes Gottvertrauen habe, hätte ich den Tod mit offenen Armen empfangen.

Doch auf einmal bekam ich ein schlechtes Gewissen, und eine drohende Stimme sagte mir: Du willst dich doch nicht so einfach vom Acker machen. Du kannst doch die Leute nicht allein lassen. Du willst es dir beim lieben Gott gemütlich machen und deine Leute im Regen stehenlassen? Kämpf um dein Leben, versuche es. Auch wenn du anschließend mit Behinderungen zu tun hast, mach es dir nicht so einfach!

Manchmal denke ich an diese Situation zurück, besonders wenn es mir schlechtgeht. Und wenn ich davon erzähle, meinen die Leute, ich sei schwermütig und depressiv. Ja, ich stehe dazu. In der Situation wäre ich gern gegangen, zumal ich natürlich erst jetzt weiß, wie heftig so ein Schlaganfall ein Leben verändert. Später dazu mehr. Aber ich bin dankbar und froh um jede Stunde, jeden Tag, eigentlich um jeden Augenblick, den ich habe. Und an »guten« Tagen sauge ich jeden Moment auf, um mir zu sagen: Ist es nicht toll, so ein neues Leben, und ich bin unendlich dankbar für diese zweite Chance.

Ich muß dann wohl doch geschlafen haben, denn irgendwann am anderen Tag werde ich wach, und es kommt Hektik auf. »Herr Assies, wir haben beschlossen, Sie in ein anderes Krankenhaus zu verlegen«, sagt mir jemand, und eine ganze Armee von Ärzten und Pflegern macht sich an mir zu schaffen. Da kommen auch schon die Sanitäter und ich werde auf eine mobile Liege geschnallt – und ab durch die Mitte. »Ihre Frau weiß Bescheid, die ist schon unterwegs.«

In den Aufzug und dann sofort in den Krankenwagen. Es geht alles sehr schnell, und ich bekomme Angst. Bei Verstand bist du, warum ist jetzt noch so viel Eile geboten? frage ich mich selbst. Aber mein Zeitgefühl ist völlig dahin. Die knappe Stunde Fahrt kommt mir wie eine Ewigkeit vor. Ich kann meinen Kopf leicht zur Seite drehen, und ich sehe Baumkronen an mir vorbeiziehen. Es sieht fast wie in Zeitlupe aus, und ich genieße den Blick in die Natur. Habe ich doch gestern noch gedacht, so was siehst du nie wieder.

Ich habe viel zuviel Zeit, um nachzudenken. Was passiert jetzt? Wie reagieren die Ärzte und Pfleger auf mich? Können sie mir besser helfen? Warum die Mühe, mich zu vertransportieren?

Viel, viel später erfahre ich, daß man bei mir einen Tumor im Kopf vermutet hat, was sich im nachhinein als »alter Schlaganfall« herausstellte. Reine Vorsichtsmaßnahme! Und ich bin froh, daß es so gekommen ist. Es ist doch schön zu wissen, daß Krankenhäuser trotz des wirtschaftlichen Drucks zum Wohl des Patienten zusammenarbeiten.

Ich bin da, meine Frau kommt fast gleichzeitig an. Mensch, bin ich froh, sie zu sehen!

Und wieder kümmert sich eine Armada von Personal um mich. Ich soll reine Kunststücke mit Armen und Beinen vollführen. Aber ich kann doch nix!

»Wir müssen eine Lumbalpunktion machen, um eine Entzündung bzw. ein Einbluten im Gehirnwasser auszuschließen.«

Eigentlich will ich gar nicht, nicht noch mehr Kopfschmerzen, das halte ich nicht aus. Ich nicke und der Pfleger schultert mich und schon geht die Ärztin zur Sache.

Endlich darf ich liegen, zur Ruhe kommen. Aber meine Kopfschmerzen werden immer schlimmer und ich wage es nicht, irgendeine Bewegung zu machen, es tut *so* weh im Kopf!

Als ich wieder wach werde, kann ich meinen Augen nicht trauen. Bin allein im Zimmer, die Umgebung ist mir fremd. Klar ist, ich kann kaum etwas bewegen. Ich will, aber mein Körper gehorcht mir nicht. Toll, denke ich! Jetzt ist genau das passiert, was ich nie wollte. Ich bin jetzt ein Pflegefall.

Ich habe überlebt und bin mein Leben lang auf fremde Hilfe angewiesen!

Mein Blick wandert durchs Zimmer und ich realisiere: Intensivstation! In meinem linken Arm steckt ein Zugang, ich zähle acht Schläuche.

Mit den ganzen Abzweigungen sieht es fast wie ein Tannenbaum aus. Rechts vier Kabel und eine Manschette, die sich alle paar Minuten wie von Geisterhand aufbläht.

Was ist in den letzten Stunden bzw. Tagen passiert? Oder liege ich hier schon länger? Irgendwie habe ich eine Lücke, und ich kann einfach nicht darüber nachdenken, wann und wie ich hier gelandet bin.

Ein Pfleger betritt den Raum und begrüßt mich freundlich. »Da sind Sie ja wieder, ich würde Sie gerne waschen und Ihnen dann das Frühstück bringen. Kaffee oder Tee?«

Ich kann es nicht fassen, ich kann Kaffee bekommen? Das ist ja »geil«! Und ich habe vielleicht Hunger und Kaffeedurst.

Meine ersten Sprechbemühungen gehen eigentlich ganz gut. Es ist nur unheimlich anstrengend, Worte zu formulieren. Und was dann aus dem Mund kommt, klingt total irre. Ich habe selbst das Gefühl, als wenn ich total betrunken spreche. Es klingt alles sehr verwaschen, die Zischlaute gehen irgendwie gar nicht.

Kopfschmerzen habe ich aber Gott sei Dank nicht mehr so schlimme.

Aber erst mal waschen. Und ich hasse es bis heute! Du spürst den Waschlappen, es ist aber eine fremde Hand, die ihn führt. Mit Schrecken denke ich daran, daß zum Abschluss der Intimbereich fällig ist. Aber der Gedanke auf einen leckeren Kaffee läßt es mich ertragen. Nach dem Waschen bin ich total kaputt. Komisch, ich habe doch gar nichts getan?!

Dann gibt es ein Käsebrot mit Tomate – und endlich Kaffee. Ich versuche, die zurechtgeschnittenen Portionen mit der linken Hand zu greifen und zum Mund zu führen. Und siehe da, es klappt. Das Schlucken geht aber nicht so gut. Mist! denke ich. Also alles noch kleiner kauen, sonst geht's nicht. Im ersten Moment stört es mich nicht, daß ich mit einem Strohhalm aus einer Schnabeltasse trinke. Natürlich verschlucke ich mich kräftig, aber der Pfleger beugt mich nach vorne und klopft mich ab, so wie man es mit kleinen Kindern macht. Toll! denke ich. Und das soll *so* weitergehen, mein ganzes Leben?

Schlafen kann ich wie ein Weltmeister. Und ich hasse es, morgens so früh in die »Gänge« zu müssen. Aber …

Ich kann mir eh nicht helfen, bin auf das Pflegepersonal angewiesen.

Am zweiten Morgen auf Intensiv ist meine Frau schon früh auf der Station. Sie will nach mir sehen. Es ist wohl noch nicht so prall mit mir.

Am Vortag ist sie auf der anderen Station aufgetaucht und ich war nicht mehr im Zimmer. Ein Alptraum!!

Man muß sich das mal vorstellen. Da willst du deinen Angehörigen besuchen und er ist nicht mehr da. Vor allem mit dem Wissen: Ihm geht's nicht gut. Da hängt ein Zettel an der Tür: »Bitte beim Pflegepersonal melden.« Wie in Trance meldet sie sich im Schwesternzimmer und es kommt auch gleich die Ärztin.

»Wir haben Ihren Mann auf Intensiv verlegt. Irgend was ist da noch im Gange. Zur Sicherheit wird dort alles noch mal untersucht, und er ist besser unter Kontrolle. Es geht ihm sehr schlecht und Sie müssen mit allem rechnen!«

Obwohl die Ärztin sehr verständnisvoll und behutsam meiner Frau die schlechte Nachricht überbringt, ist es natürlich ein Schock.

An diesen Besuch meiner Frau kann ich mich kaum erinnern. Sie hat gefragt, ob sie mich waschen darf. Sie spürt und sieht, daß es mir nicht gutgeht, und sie macht eine »Katzenwäsche«, um mich nicht noch mehr zu fordern. Ich stöhne wohl, weil ich immer noch Kopfschmerzen habe. An diese zwei Tage erinnere ich mich kaum. Phasenweise und bruchstückhaft weiß ich einzelne Situationen. An Essen und Trinken war wohl gar nicht zu denken.

Doch zwei Tage später, als ich dann wieder »on board war«, schmeckten mir besagtes Käsebrot und der Kaffee. So kann's gehen.

In der Zwischenzeit waren natürlich alle Angehörigen, Freunde, Kollegen und Nachbarn informiert worden. Alle wollten mir helfen, aber wie konnten sie es tun?

Wenn man so machtlos ist und irgendwie gar nichts für einen lieben Menschen tun kann, dann hilft nur noch beten.

So lapidar sich das anhört, aber für gläubige Christen ist das Gebet eine unerläßliche Hilfe!

In der Nähe unseres Wohnortes gibt es eine Gebetsstätte, an deren Ort sich die Mutter Gottes mehrere Male einigen Schulkindern gezeigt hat. Das erste Mal am Fest Allerheiligen, am 1. November 1937. Seit vielen Jahren kommen dort Gläubige zusammen und beten für die vielfältigen Sorgen und Ängste, die einen Menschen beherrschen können. An den verschiedensten »Erscheinungsstellen« wird aber auch der Mutter Gottes »Dank« gesagt. Überall steht ein Meer von Kerzen – und im Grunde steht jede Kerze für eine Geschichte, ein Schicksal oder eine Hoffnung.

An Heiligabend war ich noch mit einigen Jungs dort in Heede und wir haben für alle Familien und Mitarbeiter in der Einrichtung eine Kerze angezündet und gebetet.

Es ist dort Tradition, für einen Schwerkranken das Kreuz zu tragen. An den verschiedenen Kreuzstationen wird dann für den Kranken gebetet und um Besserung/Heilung gefleht.

Da ich auch schon öfter das Kreuz getragen habe, weiß ich, daß es nicht nur vom Gewicht schwer ist, sondern es einen auch berührt und ergreift. Man spürt die Kraft des Kreuzes und die Macht, die es ausstrahlt.

Spontan haben sich dort am Neujahrstag meine Familie, Kollegen, Bewohner, Freunde und Ordensschwestern aus der Einrichtung getroffen, um »für mich« das Kreuz zu tragen.

Nachmittags hat dann die Familie meiner Frau ebenfalls »für mich« das Kreuz getragen.

Als meine Frau mir Wochen später davon berichtet hat, war es mir schon fast peinlich davon zu hören. »Das haben die für mich getan?« Wie kann ich das wohl wiedergutmachen? Ich hätte natürlich auch für alle das Kreuz getragen, aber das tun die für mich? Mir wird wieder bewußt, wie knapp es war. Und ich muß spontan weinen. Es tut gut zu wissen, alle haben es für mich getan. Also gebe ich mir Mühe und enttäusche sie nicht, so sind meine Gedanken, und ich spüre einen Motivationsschub.

Da liege ich also, immer noch auf Intensiv, und mein Verstand realisiert langsam, aber sicher die Ereignisse der letzten Tage.

Immer wieder kommen mir die Gedanken in den Sinn: Das habe ich überlebt, und nun bleibe ich mein Leben lang ein Pflegefall! Aber ich bin froh, noch am Leben teilhaben zu dürfen. Außerdem macht meine Frau mir immer wieder Hoffnung, in dem sie sagt: »Das schaffen wir schon!«

Eigenartig, aber der erste Gedanke für mein neues Leben betrifft den Umbau unseres Badezimmers. Fakt ist, es muß behindertengerecht umgebaut werden. Es ist im Grunde noch nicht aufgearbeitet, was so ein Schlaganfall bedeutet und wie sehr es ein Leben verändert, aber das mit dem Bad ist mir klar.

Meine Ohren und meine Augen liefern mir viele Informationen in diesen Tagen. Ich kann das Bett zwar nicht verlassen, aber die Tür zum Flur steht immer auf. Falls sich an meinen Vitalfunktionen etwas ändert, können die Krankenpfleger die Alarmsignale von den Apparaten besser hören, und davon habe ich eine Menge hinter meinem Kopfende stehen. Ich liege allein in diesem Zimmer. Rechts von mir ist ein Bad mit Dusche. Sehr schön und großzügig, aber leider kann ich es ja nicht nutzen. Ich höre das Piepen anderer Apparate in anderen Zimmern. Meine Gedanken beschäftigen sich mit den anderen, mir fremden Patienten. Ich höre ihre Apparate, ihre Rufe, ihre schmerzlichen Klagen. Dann schnelles Laufen auf dem Flur, zu Hilfe kommende Pfleger. Aufgeregtes Gerede und professionelles Handeln. Arzt anpiepen, Angehörige in den Warteraum schicken usw. Ich kann kein einziges Wort verstehen, aber in meinem Kopf spielen sich die Bilder ab, die ich aus diesen Geräuschen und den Wortfetzen zusammensetze.

So tragisch wie das alles ist, aber für mich ist es eine tolle Unterhaltung. Es lenkt mich besonders von meinen eigenen

Problemen ab. Aber nach einer Weile werde ich müde und kann gut schlafen. Allerdings nervt dieses komische Gefühl in meinem rechten Bein und Arm. Irgendwie ist beides taub, könnte aber auch »eingeschlafen« sein. So kurz bevor wieder Gefühl reinkommt. Aber es will nicht kommen. So bleibt mein Körper weiterhin zweigeteilt; eine Seite warm, die andere kalt. Die Trennlinie verläuft genau durch meinen Bauchnabel. Im Moment stört es mich noch nicht so.

Besonders genieße ich meine Ausflüge zu den Untersuchungen in die anderen Abteilungen: Ultraschall, MRT, Röntgen usw.

Ich brauche mich um nichts zu kümmern. Die versorgenden »Mobilgeräte« werden mir aufs Bett gelegt, Patientenakte unter meinen Kopf und ab durch die Mitte, bzw. von der Station. Ich finde das toll! Man sieht so viel unterwegs, lernt andere Patienten kennen und wird vom Personal verwöhnt.

Als Liegend-Kranker hat man überall Vorfahrt und man braucht nicht lange auf die Untersuchungen zu warten.

Bei meinen Fahrten durch die einzelnen Abteilungen des Krankenhauses haben mich besonders die Hinweisschilder »AUSGANG« fasziniert. Zu einem Fahrer (er schob mein Bett) habe ich dann gesagt: »Wenn ich jetzt könnte, wie ich wollte, würde ich die Bettdecke zur Seite schlagen, aufstehen und dem Ausgangsschild folgen und draußen eine Prise frische Luft nehmen.« Er lacht, mir ist es aber ernst. Mir war noch nie ein Gedanke so ernst wie dieser. Schon hier spürte ich meinen unbändigen Willen, das Krankenhaus auf beiden Beinen zu verlassen!

Trotz alledem, das Personal war total freundlich und nett zu mir. Vielleicht lag es daran, daß ich im Bett lag und daß immer irgendwie Mitleid für solche Patienten mitschwingt. Aber es wurden alle so behandelt. Und ich hatte das Gefühl, man geht hier mit Respekt an die Menschen. Akzeptiert die Individualität des einzelnen und nimmt Anteil an Sorgen und Nöten, ohne dabei Mitleid auszustrahlen.

Vielleicht war ich auch aus diesem Grund gern unterwegs. Hier und dort ein kleiner Plausch, ein Lächeln, geschäftiges, aber geordnetes Arbeiten. Eine willkommene Unterbrechung meines Intensivalltags, und irgendwie bin ich auch ein neugieriger Mensch. So wurde auch dieses Bedürfnis auf meinen Fahrten mehr als nur gestillt!

Natürlich wollten mich auch viele Leute besuchen, aber danach stand mir überhaupt nicht der Sinn. Meine Frau brachte zwar immer jemand aus der Familie mit, aber ich habe kategorisch alle Leute abgewiesen. Das war keine Bosheit, aber ich fühlte mich für Besuche absolut nicht fit genug. Ich war der Meinung, daß es mich zu sehr anstrengen würde. Das war natürlich ziemlich eigensinnig von mir. Und heute tut es mir fast schon leid, alle abgewiesen zu haben.

Aber ich war mit mir noch nicht im reinen, außerdem

haßte ich meine »taube« Seite und mein Sprechen klang eher nach zehn Bier und fünf Korn. Mein ganzes Leben habe ich immer den Starken markiert und jetzt bin ich behindert und mein Arm steckt voller Schläuche. Außerdem bin ich so weinerlich geworden. Ich will doch niemanden außer Hedwig meine Tränen zeigen …

Eine Ausnahme habe ich dann doch gemacht. Mein Bruder Hermann durfte zu mir. Er saß vor meinem Bett und hat mir einiges erzählt. Irgendwie habe ich aber gar nicht richtig zugehört, ich hatte mit den Tränen zu kämpfen, wollte stark sein.

Er fühlte sich aber auch nicht besonders, das konnte ich spüren. Klar, der Anblick, den ich geboten habe, war natürlich ein Schock für ihn. Das ganze Ausmaß des Schlaganfalls hatte er hier vor Augen. Aber was denkt man schon nach diesen letzten dramatischen Tagen. Seine Unsicherheit hat er mich nicht spüren lassen, im Gegenteil, er hat mir Mut gemacht. Nach seinem Besuch war ich etwas verunsichert, ich hatte mich ja nicht gerade gesprächig gezeigt. »War das o.k. so?« habe ich Hedwig gefragt, und sie hat mich beruhigt: »Hauptsache, er hat dich gesehen, alle machen sich große Sorgen.« So hatte ich wieder einen Tag geschafft und abends bin ich mit einem guten Gefühl eingeschlafen. Wieder ein Schritt weiter, der erste Kontakt zur Familie ist wiederhergestellt.

Mittlerweile bekomme ich jeden Tag ein paarmal Besuch aus der Krankengymnastik-Abteilung. Nette Leute und für mich eine willkommene Abwechslung.

Man richtet mich samt meiner Kabel und Schläuche auf und setzt mich auf die Bettkante. Natürlich halten die Therapeuten mich fest und fragen nach meinem Befinden. Mir ist immer so übel und schwindelig, aber da muß ich wohl durch. Zu Beginn zählen sie immer bis zehn und legen mich wieder ab. Was das bringen soll, ist mir schleierhaft. Viel später habe ich begriffen, wie sinnvoll das Ganze ist.

Mit der Zeit wird es immer besser, und ich kann mit Hilfe schon sehr lange auf der Kante sitzen.

Übungen für die Kräftigung von Armen und Beinen schließen sich an. Alle, besonders meine Frau, freuen sich über diese kleinen Schritte, ich nehme es eher als Selbstverständlichkeit hin und begreife die Freude über diese »Popelübungen« ehrlich gesagt nicht. Anscheinend habe ich die Dimensionen dieses Schlaganfalls bzw. die Folgen noch nicht richtig realisiert.

Eine Woche später bei der morgendlichen Visite hebe ich wie normal meinen Oberkörper und reiche dem Oberarzt die rechte Hand mit den Worten: »Guten Morgen, Herr Doktor.« Er ist völlig perplex und schaut als erstes in die Runde der versammelten Ärzte und Pfleger. Ihm fehlen die Worte, aber seine Kollegen bedenken ihn mit einem aufmunternden Lächeln. Er hat an mich geglaubt! Und in diesem Moment zahle ich es ihm mit meiner Lebhaftigkeit und der Anerkennung der Kollegen zurück. Er hat Tränen in den Augen, und ich sehe seine innere Zufriedenheit. Ich hatte das Gefühl, daß er in diesem Augenblick am liebsten eine »Beckerfaust« gemacht und laut »Yes« oder »Strike« über die Intensivstation gerufen hätte. Das ist mir stark in Erinnerung geblieben, wurde mir doch jetzt erst richtig klar, daß es doch wohl ziemlich knapp war mit meinem kleinen Leben.

Jetzt muß ich mal über ein Thema sprechen, das wohl jedem von uns unangenehm wäre. Auch wenn man lange nur flüssige Nahrung bekommt, kommt dann irgendwann das Bedürfnis, mal »richtig« auf die Toilette zu wollen, bzw. zu müssen.

Ich habe lange darüber nachgedacht, wie das jetzt wohl in meiner Lage möglich ist. Da kannst du alle möglichen Theorien durchdenken, jeder Gedanke endet mit gleichen Ergebnis: »Du mußt wohl oder übel auf die Pfanne!«

Mit allem Mut frage ich also eine Schwester, und sie reagiert total gelassen. Nur, bisher habe ich keinerlei Erfahrungen auf diesem Gebiet sammeln können. Hört sich witzig an, ist es auch.

Die Schwester bringt das Teil und fragt mich: »Waren Sie schon mal auf der Pfanne?« Im selben Moment, ohne auf meine Antwort zu warten, schiebt sie das Teil unter meinen Po und läßt mich wieder allein.

Kurz und schmerzlos, ohne große Diskussion, sitze ich also auf diesem kalten Edelstahlteil und kann in Ruhe meinem Geschäft nachgehen. Ohne großes Gerede und großen Aufwand wird das Natürlichste der Welt abgehandelt – und ich bin dankbar, daß das so läuft.

Ein paar Tage später schiebt man mir einen Toilettenstuhl neben das Bett und ich kann selber rüberkrabbeln. Da sitze ich also mit einem dicken roten Klingelknopf in der Hand, im Arm noch den Tannenbaum mit Schläuchen steckend, auf einem einer Toilette schon sehr ähnlichen Stuhl.

Leider konnte ich meine Arme noch nicht gut gebrauchen, also mußten mir die Pfleger und Schwestern den Po abwischen. Am besten konnte das eine sehr große und kräftige Schwester. Sie nahm mich hoch, warf mich samt aller Kabel und Schläuche über ihre Schulter und machte mich sauber. Auch heute muß ich noch oft an diese Situation denken und schmunzeln. Was ist man so abhängig, auf Hilfe fremder Leute gerade in diesem intimen Bereich angewiesen! Und wie sehr schätzt man diesen professionellen Umgang der Krankenhausmitarbeiter. Ich schätze ihn auf jeden Fall sehr.

Irgendwann kommt der Tag, da muß man sich von Leuten und liebgewordenen Ritualen verabschieden.

Ich werde verlegt auf das Überwachungszimmer auf der Normalstation. Samt Bett und meinen wenigen persönlichen

Sachen geht es wieder quer durchs Krankenhaus, diesmal aber endgültig weg von der Intensivstation. Das ist irgendwie auch beruhigend für mich.

Im Vorbeifahren grüße ich »meine« Bezugspersonen der letzten, manchmal dramatischen Tage noch einmal mit einem kräftigen »Hallo und tschüß«.

Überall aus den Zimmern schauen die Pfleger und Schwestern zu mir. Ich habe das Gefühl, daß ich ihnen auch ans Herz gewachsen bin, und erkenne in manchem Blick ein bißchen Wehmut. Sicher ist es auch für die Mitarbeiter ein gutes Gefühl, einen schwierigen Patienten mit solch guten Fortschritten entlassen zu können.

Und ich verdanke ihnen eine zweite Chance für mein Leben. Schließlich kann ich mich hier mit einem freundlichen Gruß verabschieden und muß nicht mit einer weißen Decke über dem Kopf ins Kühlhaus.

Mein neues Zimmer ist riesig. Ich bekomme einen Platz am Fenster. Ein wunderbarer Eckplatz. Ich kann nach draußen sehen und habe eine tolle Übersicht über den ganzen Raum. Ich habe also alles im Blick. Ich kann mich gar nicht satt sehen an dem Panorama vor meinem Fenster. Es liegt Schnee. Einfach toll. »Wann habe ich mich das letzte Mal bewußt über Schnee und Natur gefreut?« frage ich mich.

Das Bettgitter, das man mir anbringt, stört mich gar nicht. Es tut einfach gut, wieder unter den Lebenden zu sein! Der Pfleger zieht das Gitter hoch und sagt: »Nur zur Sicherheit!«

Und ich fühle mich sicher. Rausfallen kann ich nicht, ich habe eine Urinflasche am Bett, was kann jetzt noch passieren.

Außerdem wird meine Neugierde wieder voll befriedigt. An meinem Fenster sehe ich viele Menschen, denn es ist der Weg zum Haupteingang. Ab hier habe ich wieder ein Supergefühl!

Es ist kaum zu beschreiben, wie meine Frau sich gefreut hat, mich in einem fast normalen Krankenzimmer vorzufinden.

Ich bekomme zur Belohnung einen neuen Freizeitanzug! Ich ziehe gern modische Teile an, und mit nur einem Schlauch am Arm sehe ich schon wieder ganz passabel aus. Nur die Haare müßte ich wohl mal waschen, ich schätze, sie sind ganz schon fettig.

Ans Aufstehen und Laufen ist aber noch nicht zu denken, irgendwie fehlt mir noch die Koordination – und zu meinem neuen Körpergefühl fehlt mir die Akzeptanz. Total merkwürdig dieses Gefühl. Als wenn man in einem fremden Körper steckt.

Ich bin voll motiviert. Ich bitte meine Frau einen Block mit Schreiber, einen Spiegel und einen Bartschneider mitzubringen. Einerseits habe ich Sorge, mein Mund könnte schief sein. Ich habe ein taubes Gefühl am rechten Mundwinkel, und ich will sehen, wie schlimm es ist. Andererseits möchte ich meinen Bart stutzen, vielleicht läßt sich dadurch mein Äußeres erträglich gestalten.

Ich brauche noch so einige Dinge, und jedesmal, wenn mir was einfällt, möchte ich es gern notieren. Mein Gedächtnis läßt mich noch das ein und andere Mal im Stich.

Ein paar Stunden später, schaue ich gespannt in den Spiegel. Komisch, denke ich. Es sieht alles ganz gerade aus, dennoch dieses ziehende und kribbelnde Gefühl. Na ja. Bin erleichtert, daß es meinen Mund wohl nicht erwischt hat. Danke, lieber Gott.

Den größten Schock an diesem Tag bekomme ich, als ich den Schreiber in die Hand nehme und auf den Block ansetze. Mein Arm macht einen riesigen Satz und meine Hand schlägt quer über den Block. Ich versuch's noch mal ganz vorsichtig mit einem Buchstaben, aber ich habe überhaupt keine Kontrolle über den Arm, geschweige denn über die Hand.

Da ist mir wieder ganz bewußt geworden, daß da ja ein Schlaganfall drin war. Das wird schwierig in Zukunft, das wird mir jetzt erst richtig klar. Allerdings ahne ich noch nicht, wie sehr ich meine rechte Seite, besonders den Arm und die Hand in den nächsten Tagen und Wochen hassen werde. Ziemlich deprimiert schlafe ich an diesem Abend ein. So richtig dauerhaft bekomme ich aber diese Nacht keine Ruhe. Immer wieder wache ich auf und beschäftige mich gedanklich mit meiner »eingeschlafenen« Körperhälfte.

Immer mit meinen Gedanken beschäftigt, natürlich oft beobachtend, was auf der Straße passiert, muß ich wohl den Eindruck gemacht haben, daß mir langweilig ist. Jedenfalls sagt der Pfleger zu meiner Frau: »Bringt dem mal ein Buch mit, er starrt den ganzen Tag Löcher in die Luft.« Ich hatte nun wirklich nicht viel zu tun, bis auf die netten Übungen mit dem Krankengymnasten. Ich hatte immer noch nicht auf meinen Beinen gestanden, aber der sympathische Krankengymnast macht mir Hoffnung, daß er mich bald mal auf die Füße stellt.

Lesen! Gute Idee! Ich habe immer gern Krimis bzw. spannende Bücher gelesen. Ich wußte, daß Ken Follett ein neues Buch veröffentlicht hat. Da ich bisher alles von ihm gelesen habe, wollte ich eigentlich warten, bis sein Buch »Eisfieber« als Taschenbuch auf den Markt kommt. Das hatte ich noch griffig, das wollte ich auch unbedingt lesen. Also beauftragte ich meine Frau, es mir zu kaufen.

Ich bin noch heute begeistert von der Story. Es ist einfach herrlich, wenn sich im Kopf die gelesenen Worte zu Bildern formen. Ich wollte auch schon immer mal einen Krimi schreiben, leider fehlte mir bisher die Zeit. Aber in dieser Situation, wenn ich heute darüber nachdenke, sollte ich meine Bilder, die ich im Kopf habe, zu Papier bringen.

Dieses Lesen eröffnete mir tolle Perspektiven, sie beeinflußten meine Gesundung sehr positiv.

Durch die Beschreibungen konnte ich mir Personen vorstellen, Geräusche nachempfinden, mir die winterliche Natur vorstellen. So schrecklich leer mein Kopf auch war, plötzlich hatte ich wieder Bilder vor meinem Auge, die mir einfach nur Spaß machten.

Ich konnte das Buch nicht weglegen, und ich freute mich immer auf den Abend. Dann, wenn so langsam Ruhe auf der Station einkehrte, konnte ich mich voll und ganz dieser Story mit meinen Gedanken und Vorstellungen hingeben. Nur später am Abend unterbrochen vom Rundgang der Nachtschwester. Diese Unterbrechung liebte ich geradezu. Sie gehörte fest zu meinem Tagesablauf. »Wie war Ihr Tag?« oder »Kann ich Ihnen noch was Gutes tun?« – so begannen oft die kleinen Unterhaltungen, und so manches konnte ich dann noch besprechen. Wenn die Schwester dann meine Urinflasche entleert und wieder an mein Bett gehängt hatte, gab es noch ein aufmunterndes Lächeln und den Gute-Nacht-Gruß. Aufgeregt drehte ich mich zur Seite, zog die Decke schön hoch und freute mich aufs Buch.

Ich hatte nun ja schon einige Tage Krankengymnastik im Bett. Übungen für den Muskelaufbau, speziell die Arme und Beine. Außerdem sollte mein Kreislaufsystem wieder aktiviert werden.

An einem Vormittag steht der Therapeut mit einem Praktikanten vor meinem Bett und sagt: »Heute ist es soweit! Wir wollen Sie mal auf die Beine stellen und sehen, was passiert.«

Ich setze mich also auf die Bettkante, das Gitter ist Gott sei Dank vorgestern abmontiert worden, und die Therapeuten stützen mich rechts und links, stellen mich auf die Beine. »Jetzt mal kräftig die Knie durchdrücken und halten.« Ich kann es nicht fassen. Ich kann stehen. Der Boden unter mir wankt bedrohlich, das ist mir aber egal. Ich spüre meine Knie, meine Beine. Was für ein tolles Gefühl.

»Jetzt mal vorsichtig die Füße vorsetzen.« Und ich tu's! Die beiden führen mich vorsichtig durchs Zimmer. Ich kann wieder laufen.

Wie ich mich gefreut habe und wie dankbar ich den Therapeuten war, kann ich nicht beschreiben. Dafür gibt es keine Worte. Für mich begann das Leben neu. Ich bekam noch mal richtig einen Motivationsschub, und ich habe allen erzählt, was ich geschafft habe.

Es muß etwas Besonderes gewesen sein, denn am Abend sprach mich die Nachtschwester darauf an. Sie berichtete mir, daß das ganze Stationspersonal stolz über diesen Fortschritt war.

Und meine Frau hat sich gefreut, überglücklich fuhr sie an diesem Tag nach Hause. Sie freute sich nicht nur für mich.

In den nächsten Tagen wurde ich zusehends flügge! Zuerst über den Flur zum Fahrstuhl, dann unten im Keller in die Gymnastikräume und in die Muckibude. Am Arm hatte ich natürlich immer den Therapeuten zur Sicherheit, und wenn ich ehrlich bin, zum Führen. Ganz so toll war ich natürlich noch nicht, aber ich arbeitete daran.

Auf dem Rückweg zur Station wollte ich dann schon die Treppe nutzen. Mein Begleiter ließ mich gewähren und führte mich vorsichtig nach oben. Er hielt auch meine Handtasche, wie ich sie liebevoll genannt habe. Im linken Arm steckte noch ein Schlauch und dieses mobile Gerät versorgte mich mit Heparin. Am Bett sorgte ich immer dafür, daß es wieder aufgeladen wurde. Das war mir schon wichtig, daß ich nicht irgendwann ohne »Versorgung« war.

So ging es immer weiter aufwärts. Und mein Ziel, alleine in die Gymnastikräume zu gehen und an den Geräten zu trainieren, um dann wieder zu Fuß in mein Zimmer zurückzugehen, hatte ich nach gut 14 Tagen erreicht. Später ging ich dann allein durchs Haus. Zur Ergotherapie, zum Logopäden, zur Kapelle. Ich wanderte quer durchs Haus, und ich hatte den totalen Überblick über die Wege und Stationen im Haus. Gern war ich auch auf eine Tasse Kaffee im Hauscafé. Schließlich gab es hier viel Neues zu erfahren. Immer dabei meine Handtasche. Aber das störte mich überhaupt nicht. Ich war wieder beim Fußvolk. Und immer wenn ich Rollstühle und deren Besitzer sah, war ich froh und glücklich, daß mir dieses Schicksal erspart geblieben ist. Wenn ich so darüber nachdenke, wie ich dort im Café die Rollstuhlfahrer beobachtet habe und mir meinen Weg der letzten Tage vorstelle, rollen mir ein paar Tränen über die Wange.

Viele Leute wollten mich natürlich auch gern besuchen. Irgendwie stand es mir aber gar nicht danach. Sorry, liebe Leute! Aber vielleicht wollte ich mich so, mit den sichtbaren und unsichtbaren Behinderungen, nicht präsentieren. Außerdem klang mein Sprechen mehr nach starkem Alkoholgenuss, also Lallen.

Im nachhinein betrachtet hätte ich mich vielleicht nicht so anstellen müssen. Alle meine Besuche haben mir sehr gut getan. Ich mußte mich zwar stark konzentrieren und war anschließend ziemlich platt, aber es war immer ein gutes Gefühl.

Jetzt nicht mehr der Starke zu sein, der Fels in der Brandung, immer gesund und agil, das knabberte doch ziemlich an meinem Selbstbewußtsein. Mein Besuch gab mir immer das Gefühl, der »Alte« zu sein. Mit meinen Kollegen plante ich schon meine Rückkehr an den Arbeitsplatz, ich war fest überzeugt und entschlossen, in ein paar Wochen wieder an meinem Arbeitsplatz aufzutauchen. Da ahnte ich noch nichts von einer intensiven Reha. Meine Einschränkungen im mentalen Bereich waren mir zu diesem Zeitpunkt noch nicht bewußt. Klar, ich war den Anforderungen des alltäglichen Lebens ja noch nicht ausgesetzt. Der Küster aus meiner Heimatgemeinde, St. Antonius, Papenburg, brachte mir bei seinem überraschenden Besuch ein Schäfchen aus der Kirchenkrippe mit. Er überreichte es mir mit dem Auftrag, gut für es zu sorgen und es am kommenden Weihnachten in die Krippe zu stellen. Ein einfaches, für mich aber ein sehr wertvolles Geschenk! Und ich war meiner Meinung nach ein guter Hirte für dieses Schaf.

Pastor Thörner überraschte mich ebenfalls. Er überbrachte Grüße aus der Gemeinde und hatte ebenfalls ein besonderes Geschenk dabei. Er segnete mich und stellte mich im Gebet besonders unter den Schutz der Gottesmutter Maria.

Alle Besuche hier aufzulisten wäre schwierig. Außerdem erreichten mich täglich Grüße und gute Wünsche. Allen sei noch mal Dank gesagt, auch wenn sie hier keine Erwähnung finden, ich habe euch und eure Grüße nicht vergessen. Im Gegenteil. Oft habe ich mir die Decke über den Kopf gezogen, an euch gedacht, vor Freude geweint.

Zum Glück hatte ich ja ein Krankenhaus erwischt, in der »Frühreha« wirklich zum Programm gehört. Nicht nur die von mir beschriebenen krankengymnastischen Übungen schon auf der Intensivstation waren bei meiner Genesung hilfreich, sondern ich bekam auch schon sehr früh Ergotherapie. Mit einfachsten Übungen haben wir versucht, besonders meinen rechten Arm und meine rechte Hand zu mobilisieren. Wenn ich da noch an die dicken Rundhölzer denke, die ich in Öffnungen stecken sollte, wird mir ganz anders. Erste Übungen fürs Gedächtnis und Aufgaben fürs Nachdenken gehörten ebenfalls dazu.

Regelmäßige Sprechübungen beim Logopäden waren für mich echte Höhepunkte. Der Logopäde gab mir immer sehr witzige Geschichten und Reime, die ich laut vorlesen sollte. Über den Inhalt mußte ich oft lachen. Aber meine Sprechweise mit den für mich problematischen Zischlauten gab auch öfters Anlaß für ein gemeinsames Lachen. Ich weiß bis heute nicht, ob es Absicht war, aber dort kam ein Stück Lebensfreude zurück. Ich genoß diese Termine beim Logopäden. Später war ich dann in der Lage, zu Fuß, mit meiner Handtasche in der Hand, im weit von meinem Zimmer entfernten Büro aufzutauchen.

Eines Tages traf ich dann im Treppenhaus die Krankengymnastin, die mich auf der Intensivstation immer morgens für zehn Sekunden auf die Bettkante gesetzt hatte. Ich nannte es »lüften«. Als ich sie ansprach, war sie völlig perplex. Daß ich noch mal auf eigenen Beinen durchs Krankenhaus laufen würde, hatte selbst sie nicht für möglich gehalten. Wieder ein Erfolgserlebnis für mich.

Überglücklich habe ich die Nachricht aufgenommen, in ein »normales« Krankenzimmer verlegt zu werden. Ich kam auf ein Dreibettzimmer mit netten und sympathischen Mitpatienten.

Für mich begann jetzt so etwas wie »Normalität«. Keiner

wußte um meine Geschichte, die in den letzten Tagen und Wochen ziemlich dramatisch verlaufen war. Ich humpelte zur Toilette, ging morgens selbständig in die Dusche, konnte relativ normal essen.

Irgendwann mußte ich mich dann von meiner »Handtasche« verabschieden, wurde auf Marcumar eingestellt. Alle, die schon mal mit diesem Medikament zu tun hatten oder haben, wissen, daß das Leben mit einer Marcumarbehandlung nicht mehr ganz so unbeschwert ist. Darüber habe ich mir zu diesem Zeitpunkt noch keine Gedanken gemacht, im Gegenteil: Ich war froh, daß es so ein Medikament gab, das mir helfen würde.

Bis man auf die richtige Dosis Blutverdünnung eingestellt ist, vergehen etliche Tage und es werden unzählige Blutabnahmen fällig. Ich konnte meine Verdünnung immer gut einschätzen. Denn wenn es zu dünn war, hatte ich morgens nach dem Zähneputzen grundsätzlich mehr Blut als Spucke im Mund.

Dann wurde ich zum Sozialdienst des Krankenhauses bestellt. Ohne mir irgendwelche Gedanken zu machen, was man vor mir will, betrat ich das Büro des Mitarbeiters. »Wir müßten uns mal darüber Gedanken machen, wo Sie die AHB (Anschlußheilbehandlung) machen wollen.« Erst jetzt wird mir klar, daß ich ja noch in die Reha muß. Er zählt mir etliche Einrichtungen auf, und ich habe bis zum nächsten Tag

Bedenkzeit. Ich will mich unbedingt mit meiner Frau besprechen, schließlich will ich ja auch nicht so weit von zu Hause weg, sie muß schnell zu mir kommen können.

Als nächstes soll ich darüber nachdenken, ob und wann ich einen Schwerbehindertenausweis beantragen will. Das kommt mir zu diesem Zeitpunkt doch noch gar nicht in die Tüte. Für diese Entscheidung brauche ich noch fast zwei Monate. Eigentlich totaler Blödsinn, aber ich und schwerbehindert? Das sehe ich so noch nicht. Aber bald werde ich's erfahren.

Meine Reha beantragte ich im Reha-Zentrum Oldenburg. Einerseits ist es von uns über die Autobahn schnell zu erreichen, andererseits haben wir dort eine liebe Freundin wohnen, bei der meine Frau auch mal nachts bleiben kann. Wie gut diese Entscheidung war, ahnten wir zu diesem Zeitpunkt noch nicht.

Endlich kommt die Nachricht: Ich darf nach Hause! Bei der Visite sagt der Chef zu meinem Bettnachbarn: »Der ist dem Deubel noch mal von der Schippe gesprungen.«

Meine Frau kommt morgens zu Besuch und wir packen meine Tasche. Nach vier Wochen fährt sie diesmal nicht allein nach Hause.

Da es für mich noch einiges zu erledigen gibt, besorgt meine Frau ein Riesenpaket mit Kaffee, Tee und Süßem für das Stationsteam zum Abschied.

Als wir an der Zahlstelle im Krankenhaus sind und die Krankenhauszuzahlung entrichten, kommt eine Schwester ganz aufgeregt auf uns zu und sagt: »Die Reha hat sich gerade gemeldet! Es ist kurzfristig ein Platz freigeworden, wenn Sie wollen, können Sie morgen vormittag in Oldenburg aufgenommen werden.«

Wir schauen uns an, denken wahrscheinlich dasselbe, aber ich sage zu. Egal, weiter jetzt. Da komme ich auch noch durch.

So eine Autofahrt wie diese habe ich noch nie genossen. Daß ich das noch mal erlebe, hätte ich mir vor vier Wochen auch nicht vorstellen können. Es geht nach Hause! Als es mir noch nicht so gut ging, habe ich zu meiner Frau gesagt: »Ob ich Papenburg wohl je wiedersehe?«

Und jetzt bin ich auf den Weg dorthin. Ich kann nicht gut nach vorne schauen, achte aber seitlich aus dem Fenster auf die Natur. Ich sauge es praktisch in mich auf.

Zwischenstation machen wir in Aschendorf bei meiner Hausärztin. Meine Frau führt mich, ich bin doch noch ziemlich wackelig, und mir ist schwindelig. Neugierige Augen beobachten mich und ich spüre die Freude und Erleichterung des Personals. Schließlich hatten wohl die wenigsten damit gerechnet, daß ich dort noch einmal zu Fuß auftauche. Es schwingt auch ein wenig Mitgefühl mit, aber das ist angenehm. Meine Ärztin ist ebenfalls total erfreut, mich zu sehen. Ich verlasse mit einem tollen Gefühl die Praxis. Ich spüre wieder Ehrgeiz in mir aufsteigen und denke: Nach der Reha werdet ihr noch mehr staunen.

Dann endlich zu Hause. Mein erster Weg führt mich, wie ich mir vorgenommen habe, mit einer Tasse Kaffee auf unsere Terrasse. Einfach genial! Die Sonne scheint, ich atme frische Luft, ich lebe!

Bei all der Freude, wieder zu Hause zu sein, kann man sich vorstellen, daß es nicht ganz einfach ist, einfach so ins Bett zu gehen. Die letzten Wochen habe ich nur in Krankenzimmern gelegen, selten war ich nachts allein, irgendwelche Geräusche durchbrachen die Stille. Beim Umdrehen oft den kleinen stechenden Schmerz der Braunüle im Arm!

Und jetzt absolute Stille, kein störender Schlauch, keine »Handtasche« auf dem Nachtschränkchen!

Ich finde in dieser Nacht kaum Schlaf. Ich bin viel zu sehr mit meinen Gedanken beschäftigt. Ich lasse die letzten Tage und Wochen an meinem geistigen Auge vorüberziehen. Und immer wieder werden diese Gedanken unterbrochen von der Sorge: Was erwartet mich morgen in der Reha? Sind dort nette Leute? Wie sieht mein Zimmer aus? usw.

Diese, zum Teil, quälenden Gedanken lassen mich einfach nicht in Ruhe. Eigenartig in dieser Nacht ist mal wieder mein Körpergefühl. Eine Seite warm, die andere bleibt kalt. Außerdem kribbelt es mal wieder fürchterlich in meinen Gliedmaßen. Nicht wirklich schön diese Nacht, das hatte ich mir ganz anders vorgestellt. Waren meine Erwartungen zu hoch gewesen? Ich stehe noch mal auf in dieser Nacht. Ich schaue aus dem Wohnzimmerfenster und starre hinaus, immer noch in meine Gedanken gefangen. Es dauert eine ganze Weile, bis ich realisiere, daß es angefangen hat, zu schneien. Eigentlich nichts Besonderes um diese Jahreszeit, schließlich ist es Ende Januar.

Eine ganze Weile schaue ich den tanzenden Schneeflocken zu, irgendwann spüre ich dann, wie Tränen über meine Wangen laufen.

Mit einem doch noch guten Gefühl gehe ich wieder zu Bett, und denke an schneebedeckte Felder und Bäume. Schließlich schlafe ich dann doch ein.

»Leise rieselt der Schnee«, jenes schöne Winterlied fällt mir ein, während wir über die Autobahn, Richtung Oldenburg, meiner Reha entgegenfahren.

Ich bin natürlich total aufgeregt, was mich dort erwartet. Wieder ein Schritt in mein neues Leben.

Wir sind extra angesichts des Wetters frühzeitig losgefahren. Ich hasse es, mich zu verspäten. Immerhin ist das eine Eigenschaft, die ich nicht verloren zu haben scheine.

Ich schaue während der Fahrt fast nur durchs Seitenfenster und beobachte die Landschaft, die langsam an mir vorbeizieht. Ich entdecke Rehe auf den jetzt weißen Wiesen. Schon toll, das alles zu sehen, vor allem jetzt mit neuen Augen.

Aber meine Gedanken werden immer wieder unterbrochen. Das vor mir liegende Neue macht mich doch sehr unsicher, weil ich gar nicht weiß, was mich erwartet.

Endlich angekommen, sehe ich das Gebäude vor mir und verspüre etwas Magengrummeln. Das ist also mein neues Zuhause für die nächsten drei Wochen. Von innen ist alles sehr ansprechend, ich werde freundlich empfangen. Das Beste für mich an diesem Tag die Information, daß es nur Einzelzimmer gibt, mit Telefon und TV. Endlich mal wieder alleine sein, ohne Zimmergenossen, ohne ständige Beobachtung. Wie schön dieses Gefühl ist, kann nur derjenige nachempfinden, der so lange keine, bzw. kaum eine Privatsphäre hatte.

Ich gehe noch eine kleine Runde mit meiner Frau durch den verschneiten Park, dann schicke ich sie praktisch weg. Ab jetzt will ich auf mich gestellt sein. Schließlich steht jetzt auch die Eingangsuntersuchung an, außerdem kommen die Therapeuten zum Erstgespräch. Später sehe ich, bin gerührt und dankbar, daß meine Frau den Kleiderschrank eingeräumt hat. Ich habe ein schlechtes Gewissen, daß ich sie so schnell weggeschickt habe, aber ... Ich werde sie heute abend anrufen und mich bedanken.

Ein aufregender Tag geht zu Ende. Bevor ich zum Abendessen gehe, rufe ich noch schnell zu Hause an. Ich habe eine für mich schlechte Nachricht: Bei der Untersuchung teilte der Arzt mir mit, daß ich sofort eine Verlängerung bekommen habe, also wir vier Wochen Zeit haben, meine Beeinträchtigungen zu beheben oder zu verbessern. Genau wie der Arzt freut sich meine Frau, komisch, ich freue mich nicht.

Die erste Herausforderung ist das Abendbrot im Speisesaal. Ein tolles Büfett mit zahlreichen Salaten, fettarmen Käsen und Aufschnitt beeindrucken mich sehr. Fast wie im Urlaubshotel, nur viele Leute, die mit Krücken oder Rollator unterwegs sind. Schon praktisch diese Dinger, man kann einiges vorne im Korb unterbringen! Ich dagegen muß mich zweimal anstellen. Da mir immer so schwindelig ist, kann ich nicht gut auf einer Stelle stehen. Im Laufe der Zeit entwickle ich aber einige Strategien, um das für mich lästige Anstehen zu vermeiden.

Meine Tischnachbarn sind allesamt sehr nett. Es entwikkeln sich gute Gespräche, ich erfahre einiges über den Ablauf im Haus. Schließlich sind einige »alte Hasen« dabei! Über die jeweiligen Krankheiten wird kaum gesprochen. Das ist sehr angenehm. Trotzdem hat jeder seine Geschichte, den Grund für die Reha: Herzinfarkt, Schlaganfall, Schädelverletzungen nach Unfall, MS. Ist schon ein komisches Gefühl, so viele Kranke auf einem Haufen, jeder mit seinen Sorgen und Ängsten. Im Laufe der Zeit werde ich noch viele Menschen und ihre Geschichten kennenlernen. Es ist ein ständiger Wechsel am Tisch, und irgendwann werde ich der »alte Hase« sein. Ich ahne noch nichts davon, aber ich werde einer der Dauerpatienten sein, die rekordverdächtig lange in der Reha sind, nämlich stramme zwölf Wochen!

Richtig gelesen! Jeder, der schon einmal in der Reha war, weiß, daß das ein ganz hartes Brot ist. Aber die Reha hat mir sehr gut getan und geholfen.

Nach dem Abendbrot mache ich noch einen halbstündigen Spaziergang auf und um das Gelände der Reha-Klinik. Vorsichtig natürlich, dann erstens ist Schneeglätte, zweitens schlingere ich durch die Gegend, als käme ich gerade nach zehn Bier aus der Kneipe.

Diese sogenannte Gangunsicherheit bleibt mir noch sehr lange erhalten. Ein schreckliches Gefühl, vor allem bei Tageslicht. Was denken die Leute wohl? Ich habe mir vorgenommen, immer die Treppe im Haus zu benutzen. Da ich im zweiten Stock wohne, kommt da einiges zusammen. Am Tag steige ich 200 Stufen rauf und wieder runter. Am Ende der Reha »fliege« ich fast durchs Treppenhaus.

Die erste Nacht verbringe ich wieder sehr unruhig. Bin gespannt auf die Übungen und natürlich auf die Therapeuten!

Ich habe lange überlegt, wie ich den Ablauf der Reha und die besonderen Ereignisse darstelle und bin zu dem Entschluß gekommen, die Therapien und meine Erlebnisse im einzelnen darzustellen. Chronologisch vorzugehen wäre bei einer dreimonatigen Reha meiner Meinung nach für den Leser sehr langweilig. Für mich war es alles andere als langweilig!

Handfunktionsgruppe

Jeder von außen Betrachtende würde einen sehr merkwürdigen Eindruck erhalten, wenn er sehen würde, wie erwachsene Menschen mit Knetgummi spielen. Es ist harte, wenn auch zugegeben spielerische Arbeit, um die verdammte (sorry) Taubheit aus meiner Hand und den Fingern zu bekommen. Am Anfang wäre ich fast verzweifelt an den Übungen, aber mit der Zeit bekam ich total Lust auf diese Gruppe. Ich habe mich sogar freiwillig für einige Wochenendtermine gemeldet. An den ersten vier Wochenenden bin ich nicht nach Hause gefahren, deshalb habe ich gerne diese Termine wahrgenommen. Ich habe mir in der Reha sogar Knetgummi gekauft, damit ich abends auf dem Zimmer noch üben konnte.

In Übungsraum stand vieles zur Verfügung, um die Handwahrnehmung zu verbessern: harte und weiche Bürsten, warme und kühle Steinchenbäder usw.

Wie in jeder Gruppe waren hier auch Patienten, die schon länger dabei waren. So kam es immer wieder zu interessanten Gesprächen, außerdem wurde man durch deren Fortschritte zusätzlich motiviert. Nach ein paar Wochen gehörte ich dann auch schon zu den Könnern, mit Stolz natürlich.

Ergotherapie

Zunächst wird getestet, wie und in welcher Geschwindigkeit die Schreibfähigkeit beeinträchtigt ist. Zumal man dann zum Abschluß der Reha einen Vergleichstest hat. Ich bin jedenfalls mega-langsam und die Buchstaben sehen grausam aus. Neben vielen Greif- und Steckübungen werden auch die geistigen Leistungen gefordert. Hier spüre ich zuerst, daß ich bei Anstrengungen total starke Kopfschmerzen bekomme, und nicht allzu lange belastbar bin.

Da ich in meinem »alten Leben« Gitarre und Klavier gespielt habe, darf ich meine Gitarre zu einigen Terminen mitbringen und üben. In der Reha gibt es einen Andachtsraum, sehr schön übrigens, und dort steht ein Keyboard, das ich während einiger Sitzungen mit der »Ergo-Tante« spielen darf.

Beim Musizieren fällt natürlich besonders auf, daß die Koordination beider Hände im Grunde zerstört ist. Das wird noch eine Menge Arbeit. Aber ich will es schaffen, schließlich habe ich Jahre dafür gebraucht, diese Instrumente spielen zu können. Und jetzt soll das auf einen Schlag vorbei sein?

Ergometertraining

Wie ich das hasse! Einmal am Tag muß ich für 20 Minuten auf so ein, auf den Boden festgeschraubtes, Plastikfahrrad. Nun muß man bedenken, daß ich früher bei jeder Gelegenheit das Rad benutzt habe. Ich bin damit täglich zur Arbeit gefahren und habe im Urlaub tolle Touren veranstaltet. Zum Beispiel die Elbe runter, von Leipzig nach Dresden, durchs Elbsandsteingebirge bis nach Prag! An der polnischen Ostseeküste bin ich runtergefahren, genauso wie rund um Rügen. Und das sind nur einige tolle Strecken, die ich schon abgeradelt habe. Und jetzt sitze ich mit 15 Leuten in dieser Sporthalle und bekomme beim besten Willen keinen Fahrtwind ins Gesicht.

Die Erinnerung an diese Touren läßt mich dieses langweilige Strampeln einigermaßen erträglich werden. Und so eine junge Therapeutin macht mich immer wieder darauf aufmerksam, daß meine Haltung auf dem Rad zu wünschen übrigläßt. Die soll doch mal bei Gegenwind eine ansteigende Küste rauffahren, dann würde sie sich auch klein machen auf dem Rad, aber wenn man sogar mit dem Auto zur Arbeit kommt, wird man das schlecht beurteilen können.

Außerdem bin ich ziemlich deprimiert, denn meine Aussichten wieder auf einem normalen Rad zu fahren sind angesichts meiner Gleichgewichtsstörungen ziemlich gering. »Ich will das!« sage ich mir und sehe mich schon mit Stützrädern durch Papenburg fahren!

Logopädie

Hier war's immer sehr lustig! Durch meine Probleme mit der Aussprache, vor allem bei den Zischlauten, ergaben sich manche witzige Worte. Meine Zunge hatte sich wohl vorne aufgerollt, im Spiegel sieht's aus wie eine aufgerollte Sardinenbüchse. Und dann versuchen Sie mal den bekannten Fischers Fritze die frischen Fische fangen zu lassen. Muß heute noch drüber lachen. Aber diese Termine waren immer sehr gut. Das lag nicht nur an der angenehmen Logopädin, sondern ich spürte von Woche zu Woche eine Verbesserung. Unter Druck oder wenn ich mal einen schlechten Tag habe, dann fällt mir noch heute das Sprechen schwer.

In der Reha gibt es verschiedene Wartezonen bzw. Sitzecken, wo man dann von den jeweiligen Therapeuten zu den einzelnen Terminen abgeholt wird. Ich erinnere mich gern an einen mir bis heute unbekannten Sänger. Aus voller Brust sang er immer: »Du hast mich tausendmal belogen« von Andrea Berg.

Da es dort viele verwinkelte Flure gibt, und es gewaltig hallte, war der Standpunkt des Sängers nicht zu lokalisieren. Wir schauten uns in der Wartezone gegenseitig an, und jeder mußte lachen. Und eigentlich waren wir dankbar für diese Einlage, es lenkte jeden ab, Sorgen wurden für diesen Moment vergessen.

Eines Tages pfiff jemand diese Melodie, aber auch toll. Am nächsten Tag und an den darauffolgenden Tagen war kein Gesang mehr zu hören.

Er ist wohl nach Hause gefahren. Jetzt fällt es besonders auf, daß etwas fehlt. Das war natürlich das Top-Thema im Speisesaal. Alle hatten ihn gehört, aber keiner hat ihn je gesehen. An dieser Stelle sei dem unbekannten Sänger ein herzliches Dankeschön gesagt!

Eine ganz wichtige Geschichte, ich mußte ganz schön kämpfen. In den Einzelterminen ging es hart zur Sache. Ich habe meiner Physiotherapeutin, die Bayern München Fan ist, den Namen »Quälix« verpasst, bekanntermaßen wird der frühere Bayern-Trainer Felix Magath so genannt. Er ist für seine harten Übungseinheiten berüchtigt.

Allem zum Trotz – was wir erreicht haben, das ist Wahnsinn! Aus meiner Gangunsicherheit hat sie mit der Zeit einen über den Flur joggenden Sportler gemacht.

Ich konnte auf dem Schwebebalken rückwärts gehen, auf einem Bein stehen und springend auf dem anderen wieder auf dem Balken landen. Balancierend aus allen Richtungen Bälle auffangen, dabei nach dem ABC Lebensmittel nennen usw.

Die Kunst war, alles gleichzeitig auf die Reihe zu bringen.

Am Anfang habe ich immer in der Dusche geübt, das Shampoo um mich rumzugeben und dabei die Füße vor und zurück zu setzen. Nicht einfach mit meinen Koordinationsstörungen.

Meine Gleichgewichtsstörungen waren so schlimm, daß ich nicht mal einen Meter auf dem Boden balancieren konnte. Mein Vorhaben, irgendwann wieder mit dem Rad zu fahren, wurde sogar von den kühnsten Optimisten mit viel Skepsis betrachtet. Diese in mir aufkeimende Hoffnung wollte mir einfach niemand machen, »das könnte noch schwierig werden« hörte ich oft.

Also arbeitete ich weiter. Mittlerweile komme ich an der Kletterwand klar und bin richtig gut auf dem Trampolin.

Dann eines Tages kommt Quälix mit dem Vorschlag: »Wollen wir morgen eine kleine Radtour machen?«

Ich bin total aufgeregt an diesem Tag. Vorsichtshalber sage ich meiner Frau noch nichts davon am Telefon, es könnte ja auch schiefgehen.

Mit Helm bewaffnet sitze ich dann auf einem Rad, vor mir der Parkplatz, und bin gespannt. Zwei Therapeuten, sie opfern ihre Mittagspause für mich, schieben mich an und laufen neben mir her.

Ich bin zwar sehr unsicher, aber es ist super gut! Dieses Gefühl, Wind um die Nase, die Sonne blinzelt mir in die Augen, und ich fahre. Wahnsinn! Wieder ein großes Ziel erreicht. Ich bin total happy, endlich laufen mir mal die Tränen vor Freude über die Wange. Und ich spüre: Auch Quälix ist stolz!

Mattengruppe

Täglich auf die Matte! Zu Beginn habe ich es belächelt und als Kinderkram abgetan, aber die Erfolge waren nicht zu verleugnen und zu übersehen. Zuerst hatte ich totale Ängste, eine rote, zwei Zentimeter flache Matte auf einem bläulichen, glänzenden Hallenboden.

Ich hatte immer das Gefühl, wenn ich daneben trete, falle ich ins Bodenlose. Krass, dieser Farbunterschied! Auf meine Frage, ob das so beabsichtigt sei, sagen mir die Therapeuten, das sei ihnen noch gar nicht aufgefallen. Ich jedenfalls hätte nicht gedacht, wie viele verschiedene Übungen auf so einer Matte möglich sind. Mal abgesehen von der Farbe, für Gleichgewichtsübungen ist die Matte hervorragend!

Aufmerksamkeits-Therapie

Hier gab es überwiegend Aufgaben am PC zu bearbeiten. Vom einfachen Puzzle bis zu Rechenaufgaben, es war immer ziemlich kurzweilig.

Hier spürte ich besonders meine geringe Belastbarkeit. Konzentrationsstörungen mit heftigen Kopfschmerzen, so kam ich meist aus diesen Sitzungen. Außerdem wankte ich für die nächste halbe Stunde wie ein Betrunkener durch die Reha.

Besonders liebte ich das Fahren mit dem Zug. Auf dem Bildschirm entsteht der Eindruck, als säße man im Führerhaus eines Zuges. Bestimmte Signale sind in bestimmten Zeiträumen zu beachten, sonst gibt es »unschöne« Geräusche.

Ebenfalls toll fand ich die Aufgabe, eine Straßensituation zu beobachten und dann anschließend Fragen zu beantworten. »Waren Sterne am Himmel zu sehen? Wie hieß das Gasthaus? Wie viele Personen waren in den Fenstern des Hotels zu sehen? Wie viele Autos fuhren vorbei? Welches als erstes?« Das ist alles andere als Kinderkram, für mich und meinen Geist zu der Zeit harte Arbeit.

Und immer in die Natur. Zu Beginn des Kurses liegt noch Schnee. Vielleicht liegt es daran, daß ich immer versuche, mich mit beiden Stöcken gleichzeitig nach vorn abzustoßen. Leider rutscht mein Körper nicht nach vorn, sondern bleibt stehen. Meine ersten Versuche erinnern wohl wirklich mehr an Skifahren, denn das Gelächter unter den Teilnehmern ist groß. Ich bekomme doch dieses diagonale Laufen nicht hin. Je mehr ich es versuche, desto mehr verkrampfe ich.

Ich komme immer wieder aus dem Rhythmus, deshalb versuche ich mich geschickt am Ende der Gruppe aufzuhalten. Der Therapeut läßt sich aber nicht überlisten, er hat mich ständig im Auge. Immer wieder läßt er sich zu mir zurückfallen und gibt mir wertvolle Tips. Es dauert lange, bis ich die Bewegung einigermaßen automatisiert habe, und dann kommt der Spaß. Wenn das nicht so bekloppt aussehen würde, könnte ich wohl auch in Zukunft viel Spaß daran haben. Meine Gangunsicherheit hat es auf jeden Fall positiv beeinflußt.

Wassertherapie

Die Reha hat eine große Schwimmhalle. In der Gruppe werden gymnastische Übungen gemacht. Zweimal in der Woche absoluter Spaß. Und im Wasser sind meine Gleichgewichtsstörungen weg, ein gutes Gefühl. Ich liebe es, vorher kalt zu duschen, um dann das warme Wasser genießen zu können. Natürlich kam auch die berühmte Nudel zum Einsatz. Habe sie früher nur bei der Seniorengymnastik im Schwimmbad gesehen. Damals habe ich mich ziemlich belustigt über diese Teile. Jetzt bin ich stolz auf die Übungen, die ich mit der Nudel zustande bringe. Das ist nicht so einfach, und nun bewundere ich die älteren Menschen, die sich damit fit halten.

Neurologie-Sport

In dieser Gruppe werden allgemeine Sportarten, verbunden mit Mannschaftsspielen, angeboten. Es hat eine Weile gedauert, bis ich meine Füße sortiert hatte, habe aber schnell Freude an den Spielen gefunden. Außerdem wird wieder das Gefühl von Ehrgeiz geweckt. Der Wille etwas zu leisten, im Team zu sein, gewinnen zu wollen, der wird hier besonders entwickelt. Hier reift mein Entschluß: Ich will wieder Tennis spielen! Ich laufe zwar noch oft in die falsche Richtung und meine Hände gehen noch oft beim Ballfangen aneinander vorbei, aber ich brenne trotzdem vor Ehrgeiz, meinem Tennispartner einzuheizen. Ich kann noch nicht richtig in die Hände klatschen, so einfach, aber für mich so schwer!

Neurologie-Sport bekomme ich auch allein. Zwar in der Gruppe, aber hier kann jeder entsprechend seiner Schwächen an verschiedenen Geräten nach Anleitung und Begleitung eines Therapeuten trainieren.

Eine voll ausgestattete Muckibude bietet für jeden etwas. Mein erstes Ziel ist es natürlich, meine Beinmuskulatur zu kräftigen und etwas für mein Gleichgewicht zu tun. Früher war ich immer neidisch, wenn ich im Fernsehen diese tollen Typen mit durchtrainierten Körper gesehen habe.

Jetzt quäle ich mich in so einem tollen Raum, an so teuren Geräten. Nur ich selbst und meine Sportkollegen sehen nicht so klasse aus, und braungebrannt sind wir auch nicht. Jeder kämpft in irgendeiner Form gegen seine Behinderung. Das ist das wahre Leben, denke ich. Hier und jetzt müßte das Fernsehen zeigen, wie hart es wirklich ist, mit körperlichen Beeinträchtigungen ein Sportgerät zu bedienen. Jeder, der hier ist, kämpft nur mit sich selbst. Und ich weiß: Ich trainiere, trainiere und trainiere, aber dieses verdammte taube Gefühl im Arm und/oder Bein will einfach nicht verschwinden.

Vorträge, Beratungen

In so einer Reha geht es ziemlich abwechslungsreich zu. Neben den regelmäßigen Laborkontrollen (INR bei Marcumar), in meinem Fall EEGs und tollen Entspannungsübungen, gab es eine Reihe von sehr interessanten Vorträgen. Natürlich gab es einen ausführlichen Bericht über den Schlaganfall. Heute weiß ich, wie sich so etwas dem Mediziner darstellt, aber die Gefühlslagen eines Betroffenen und dessen Angehörigen sind doch sehr speziell und individuell.

Ich weiß zwar, daß mein Gefühlszentrum betroffen ist, aber die ewige Heulerei geht mir auf die Nerven. Keiner kann mir sagen, wie ich das in den Griff bekomme.

Wichtig für mich ist der Vortrag über die Marcumartherapie. Ganz schön bitter zu erfahren, welche Alltäglichkeiten verboten bzw. nur mit erheblichen Risiken verbunden sind. Na toll! denke ich. Mit dem Helm auf dem Rad, das lasse ich mir ja noch gefallen. Aber ich darf nicht mehr auf eine Leiter steigen? Und wer macht bei uns zu Hause die Dachrinnen sauber? Wer schneidet die Hecken? Soll ich mit einem Panzer ausgerüstet die Rosen im Herbst beschneiden?

Da fand ich es schon wesentlich amüsanter, über unser Ernährungsverhalten zu sprechen. »Mittelmeerküche« ist das Zauberwort. Und ich liebe mediterrane Küche. Das ist ja endlich mal lecker. Übrigens, die Küche in der Reha ist einfach klasse! Viel Auswahl, natürlich fettarm und gesund. Ich wußte gar nicht, daß eine so gesunde Küche auch noch so lecker sein kann.

Ein guter Sozialdienst mit Rehabilitationsberatung rundet das Angebot ab durch Beantwortung der Frage »Wie geht es zu Hause und in der Arbeit weiter?«.

Ich kam dann noch in den Genuß einer psychologischen Beratung. Hier ging es überwiegend um das Thema »Krankheitsaufarbeitung und -verarbeitung«.

Für mich natürlich ganz wichtig, die seelsorgerische Betreuung während dieser nicht ganz so einfachen Zeit. Diesem für mich wichtigen Thema möchte ich einen eigenen Abschnitt widmen.

Seelsorge

Von dem stimmungsvollen Andachtsraum mit dem Keyboard habe ich ja schon erzählt. Zuständig für das Seelenheil in der Reha ist die evangelische Pastorin Beate Körner und der katholische Pastor Hans-Jochen Meidlein. Nach einer Sonntagsmesse in besagtem Raum gibt der Pastor jedem die Hand und wechselt mit jedem Patienten ein paar Worte.

»Was macht so ein junger Mensch hier in der Reha?« begrüßt er mich. Ich zucke mit den Schultern und antworte: »Das ist eine lange Geschichte.« – »Darf ich Sie mal besuchen?« – »Natürlich«, sage ich und nenne ihm meine Zimmernummer. Ich muß gestehen, ich habe nicht wirklich damit gerechnet, daß er vorbeikommt.

Zwei Tage später klopft es an meiner Tür und »ein Mann von Welt« sieht mich freudig an. Im ersten Moment habe ich ihn nicht wiedererkannt. Groß, braungebrannt, Mantel und Schal. Er sieht so gar nicht nach Pastor aus. Nachdem wir uns kennengelernt haben, merken wir sofort, daß wir uns gut verstehen. Wir haben sofort das Gefühl, daß die Chemie zwischen uns stimmt. Wir treffen uns fortan regelmäßig. Zwischendurch gibt es Telefonate. Als ich dann schon besser »zu Fuß« war, habe ich seine Messe im gegenüberliegenden Krankenhaus besucht.

Da er auch noch eine Gemeinde zu betreuen hat, machte

es mich stolz, daß er mir so viel seiner wertvollen Zeit schenkte. Und unsere Gespräche haben einen wesentlichen Anteil an meiner Genesung gehabt.

Gerne habe ich auch die ansprechenden Meditationsabende mit Beate Körner besucht.

Ich fühlte mich trotz der ganzen Probleme, die ich mit mir, meinem Körper und der Welt hatte, rundherum gut versorgt.

Ich schreibe dies nicht aus Freundlichkeit, sondern ich will den Lesern die Angst vor einer Reha nehmen.

Nun bin ich also in der Reha, so viele Leute, und doch fühle ich mich allein. An den Tagesablauf habe ich mich schnell gewöhnt, er wird bald zur Routine. Mit dem morgendlichen »Stechen« in der Diagnostik-Abteilung zur Bestimmung meines Quick-Wertes werde ich mich wohl nie anfreunden.

Frühstück, Therapien, Mittagessen, Therapien, Abendessen, Spaziergang und dann beizeiten ins Bett.

So ein Einzelzimmer hat was für sich, denn ich kann tun und lassen, was ich will!

Mittwochs steht immer der Termin beim Chefarzt an. Ein Frage-und-Antwort-Spiel. Ich empfinde diesen Termin immer als sehr angenehm, kann ich doch stolz eine Wasserstandsmeldung über meine Fortschritte machen. Aber der Chef scheint auch durch seine Therapeuten gut informiert.

Was mir jetzt erst auffällt, das ist meine Weinerlichkeit!

Sie überkommt mich zu jeder Gelegenheit, zu jeder Tageszeit. Ich weiß, daß diese eine Begleiterscheinung des Schlaganfalls ist, aber ich? Ich habe mein Leben lang nicht so viel geheult wie hier in den ersten Tagen. Außerdem ist mir oft schwindelig und ich habe wahnsinnige Kopfschmerzen.

Nach drei Tagen kommt meine Frau mich das erste Mal besuchen. Wir treffen uns unten im Patientencafé. Ich freue mich *so*, und was mache ich? Ich fange an, hemmungslos zu weinen. Mir ist das total peinlich, also verdrücken wir uns auf mein Zimmer. Ich kann das Weinen nicht stoppen, meine Frau denkt, ich bin total unglücklich hier im Haus. Sie hätte mich am liebsten eingepackt und dann ab nach Hause. Ich kann sie aber davon überzeugen, daß es mir eigentlich ganz gut geht. Am Wochenende will sie mich abholen, ich will aber nicht! Da mußt du jetzt durch, denke ich mir und versuche, wieder den starken Mann zu markieren.

Diese ewige Heulerei geht mir auf den Keks, ich kann es aber nicht beeinflussen oder verhindern. Und es nervt mich, daß ich darüber keine Kontrolle habe. Noch heute, über ein Jahr nach den schrecklichen Ereignissen, habe ich es immer noch nicht unter Kontrolle. Es nervt mich immer noch! Trauer und Glücksgefühle, immer rollen mir Tränen über die Wangen. Aber ich bin ja nicht der einzige mit diesem Schicksal. Im Patientencafé habe ich etliche Männer und Frauen weinen sehen, und auch sie haben versucht, sich zu verstecken. Es tat mir gut zu sehen, daß auch andere Leute diese Weinerlichkeit durchlebten, denn dann ist es für einen selbst nicht mehr so schlimm.

An den ersten Wochenenden bin ich immer schön artig in der Reha geblieben. Viele offene Angebote habe ich gern wahrgenommen, aber die Zeit für mich habe ich natürlich genossen. Mit vielen Menschen um mich herum kann ich sowieso nicht gut umgehen. Ich kann auch immer nur einer Person zuhören, sonst kann ich das Gesprochene nicht aufnehmen und verarbeiten. Meine Merkfähigkeit ist noch gestört, und was ich nicht als unbedingt wichtig abspeichere, schmeißt mein Kopf sofort wieder hinten raus. In meinem Zimmer habe ich dann abends auch mal Zeit, mir den »Tatort« am Sonntagabend im TV anzusehen. Nur, ich begreife die Handlung nicht, bekomme Täter und Kommissar nicht differenziert, ich kann einfach nicht folgen. Mit der Zeit fällt mir auf, daß ich gern Dokus sehe. Klar, dort ist immer nur ein Sprecher, der das Gesehene gleichzeitig erklärt und den Bildern eine Handlung verleiht. Diese Erfahrung, die ich mit mir mache, nennt man wohl Aufmerksamkeitsstörung!

Ganz bitter für jemanden, der immer gern mit Menschen das Gespräch gesucht hat. Schließlich hatte mein Beruf eine Hauptaufgabe: Zuhören und Kommunikation!

Hier spüre ich, nicht zum ersten Mal, aber deutlich: Einen

ganz normalen Tag wird es für mich nie wieder geben! Auch jetzt zu Hause scheint es überall wie immer zu sein, aber für mich ist es nach den Schlaganfällen eine neue Welt, alles ist anders.

Ich habe in der Reha jede freie Minute, besonders die ersten Wochenenden, in der Natur verbracht. Mein »Spaziergehen« sah zwar nicht sehr geschmeidig aus und es fiel mir schwer, aber es tat einfach gut, den Wind, die Sonne, den Regen und besonders den Schnee zu spüren. Das geht mir heute noch so. Nur heute bin ich mit dem Rad unterwegs und genieße das rauhe, norddeutsche Wetter. Ich liebe es, wenn es stürmt und regnet. Vielleicht liegt es daran, daß ich dann spüre: Ich lebe noch! Kann mich bewegen, kann schreien!

So genieße ich jeden Tag aufs neue, freue mich darauf. Wenn ich an mein altes Leben denke, wie gedankenlos ist ein Tag, eine Woche an mir vorbeigerauscht. Immer in Eile, je mehr Hektik, desto besser das Gefühl am Tagesende, etwas geleistet zu haben.

Jetzt sitze ich am PC und schreibe über meine Erlebnisse der letzten Monate. Mit dem berühmten Einfingersystem dauert es ewig, denn meine Feinmotorik der rechten Hand und die Koordination beider Hände ist immer noch bescheiden, aber es wird …

Nach den ersten vier Wochen bin ich dann regelmäßig an den Wochenenden nach Hause gefahren. Von Freitag nachmittag bis Sonntag abend konnte ich mich wieder an mein Zuhause gewöhnen. Viel Zeit ging einfach schon wegen des Telefonierens drauf, aber viele Leute erkundigten sich nach meinem Befinden. Das fiel mir nicht nur wegen des Sprechens schwer! Beim Erzählen durchlebte ich immer wieder diese dunklen Augenblicke in meinem Leben. Es half mir aber auch, das Erlebte zu verarbeiten. Und immer diese ätzenden Heulattacken, das bekam ich einfach nicht in den Griff! Mein Befinden richtete sich aber auch nach der Wetterlage. Jetzt weiß ich, was Wetterfühligkeit bedeutet, und ich werde niemals mehr Leute belächeln, die darunter leiden.

Ich habe mich zu Hause schon mal probeweise auf mein Rad gesetzt, abgestützt an der Hausmauer war das ein saugutes Gefühl. Ich hatte ein neues Ziel: Losfahren, in die Stadt, zur Kirche, zur Werft!

Immer wenn es in der Reha beim Chef um meine Entlassung ging, rief ich bei meiner direkten Vorgesetzten Sr. M. Celine an und bat, an der Mariengrotte der Einrichtung eine Kerze für mich anzuzünden.

Obwohl ich zwölf lange Wochen in der Reha war, und das war harte Arbeit, hat es mir viel gebracht. Nicht nur meine körperlichen Behinderungen wurden gebessert, geistige und seelische Erfrischung verbesserten meinen Allgemeinzustand.

Wie das wohl alles mit mir weitergeht? Werde ich wieder arbeiten können? Hört die Heulerei irgendwann auf? Diese und zahlreiche andere Fragen beschäftigen mich, besonders nach Abschluß der Reha!

Für mich und mein Umfeld beginnt ein neues, anderes Leben. Ein Leben nach fünf Schlaganfällen im Kleinhirn beidseits.

Ich könnte versuchen, meinen Traum, irgendwann selbst einmal einen Krimi zu schreiben, zu verwirklichen. Versuchen, selbst einmal die Vorstellungskraft der Leser durch meine geschriebenen Worte in Bewegung zu bringen. So wie Bücher meinen Geist anregen!

Mir hat es auf jeden Fall Freude bereitet, meine Geschichte aufzuschreiben. Auch wenn es mich oft ermüdet hat, und das Einfingersystem sehr mühsam war, für mich hat es sich gelohnt!

Danksagungen

Ich bin so vielen Menschen und Einrichtungen zu Dank verpflichtet, die Aufzählung hier wäre endlos! Und wahrscheinlich würde ich viele vergessen, und mir damit eventuell Ärger einhandeln. Trotzdem noch mal Dank an alle, die mich so liebevoll umsorgt und gepflegt haben, die mich in meiner Rehabilitation gefordert und gefördert haben.

Ganz besonderer Dank gilt meiner Frau, die die größte Sorge um mich hatte und die mir jeden Wunsch von den Lippen abgelesen hat! – »Du gabst mir die Kraft durchzuhalten.«